ShenDo-In
Shiatsu Selbstmassage

Ein einfaches Übungsprogramm
für mehr Lebenslust und Wohlbefinden

von Sakina K. Sievers und Nirgun W. Loh

Illustrationen von Aruna Palitzsch-Schulz

ShenDo Verlag

Wichtiger Hinweis

Die in diesem Büchlein vorgestellten Übungen sollten nicht angewendet werden bei allen akuten, ungeklärten Beschwerden.

Bei schwerwiegenden Erkrankungen, Bandscheibenvorfällen und ungeklärten Schmerzzuständen sollte auf jeden Fall ein Arzt oder Heilpraktiker zu Rate gezogen werden.

13. Auflage 2026

Wolfgang Loh
Dorfstraße 24 A
23948 Stellshagen

Kontakt: ShenDo Verlag
D-23948 Stellshagen
Dorfstraße 24 A
info@shendo-verlag-institut.de

Internet: www.shendo-verlag-institut.de

Illustrationen und Layout: Aruna Palitzsch-Schulz
Lektorat: Michael Thomae
Abbildung Umschlaginnenseite: missA – © fotolia.com
Printed in Germany
ISBN 978-3-943986-11-2

Die Kraft, die uns lebendig macht, wird in China als unsere Lebensenergie Qi bezeichnet. Wenn dieses Qi natürlich und harmonisch fließt, ist der Mensch gesund und Körper, Geist und Seele befinden sich im Gleichgewicht. Die Energieströme (Meridiane) sind wie Bäche und Flüsse in die Landschaft des Körpers eingebettet.

Das folgende einfache Übungsprogramm bringt das Qi im Körper zum Fließen. Öffne ein Fenster und sorge für frische Luft, während du diese Selbstmassage anwendest. Sitze bequem und aufrecht im Schneider- oder Fersensitz oder auf einem Stuhl. Erlaube deinem Atem, voll, tief und natürlich zu sein.

Halte bei der Massage ab und zu inne und lege deine Hände auf den Bereich, den du eben massiert hast. Nimm dir einen Moment Zeit, um hineinzuspüren wie es sich anfühlt.

Die Übungen dienen der Selbsthilfe und der Gesundheitspflege. Sie sind für jeden geeignet, leicht durchzuführen und sehr wirksam bei regelmäßiger Anwendung.

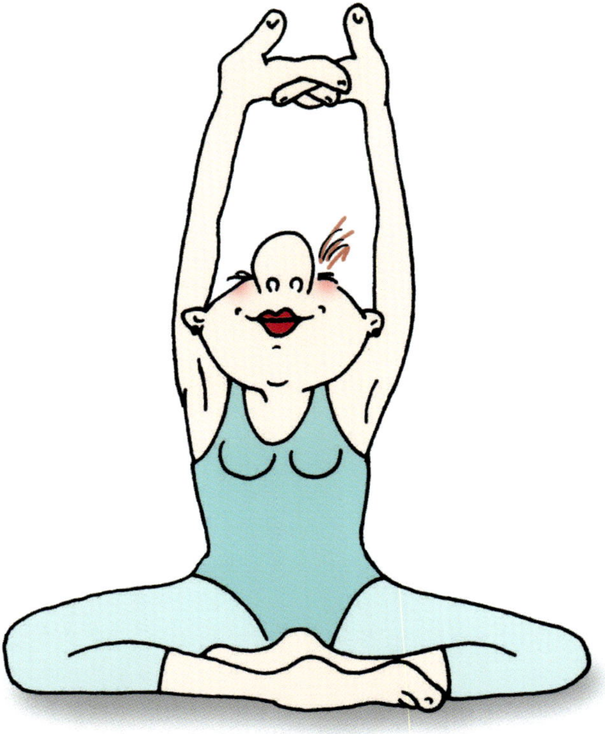

Sich recken und strecken
Den Atem vertiefen

Reibe deine Hände aneinander und lade sie so mit Energie auf.

Lege die gefalteten Hände auf den Kopf. Mit dem Einatmen drehe die Handflächen zur Decke und strecke die Arme nach oben, als wolltest du den Himmel stützen. Dehne dabei auch den Oberkörper so weit wie möglich nach oben. Mit dem Ausatmen bringe die gefalteten Hände wieder nach unten. Wiederhole die Dehnung ein paar Mal im Rhythmus deines Atems.

• **Wirkung**

Diese Dehnung öffnet die Brust, vertieft die Atmung, richtet den Rücken auf, entspannt die Schultern und weckt die »Lebensgeister«, wenn wir uns kraftlos und müde fühlen.

Indem du lange ausatmest und so nach und nach die verbrauchte Luft raus lässt, vertieft sich auch das Einatmen. Die neue Luft wird dann überall eindringen, auch in »schlecht gelüftete« Bereiche des Brustkorbs wie die Lungenspitzen, wo sich die Atemluft gewöhnlich nur wenig erneuert.

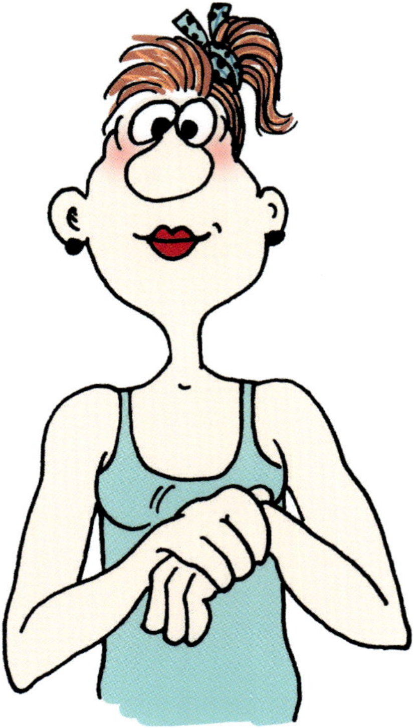

Die Handgelenke

Reibe die Innenseiten der Handgelenke aneinander, als wolltest du Parfüm verreiben. Dehne ein Handgelenk mit Hilfe der anderen Hand nach unten und nach oben.

Wiederhole dies auf der anderen Seite. Anschließend kreise die Hände in beide Richtungen.

• **Wirkung**

Der Energiefluss in unserem Körper gerät in den Gelenken leicht ins Stocken. Die Handgelenke sind häufig davon betroffen. Dies kann sich in chronisch kalten Händen zeigen. Durch das Dehnen und Lockern werden die Gelenke geschmeidig und die Hände warm – die Energie fließt wieder.

An der Innenseite der Handgelenke befindet sich die »Zone der Freude«. Sie steht mit unserem Herzen in Verbindung.

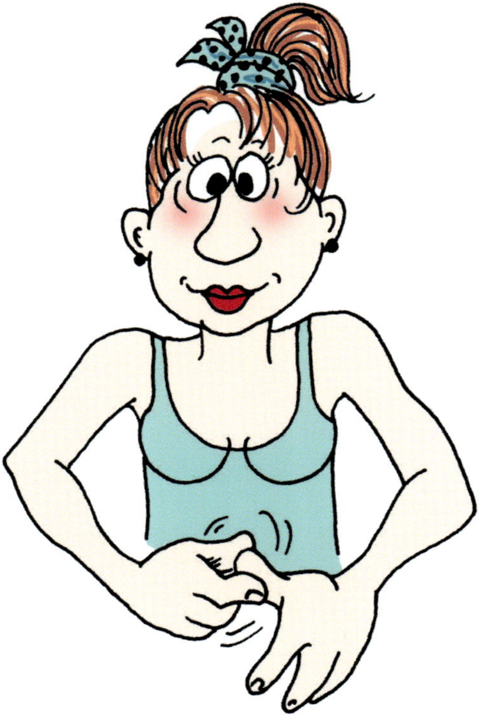

Die Hände

Spreize mit den Fingern einer Hand die Zwischenräume zwischen den Fingern der anderen Hand auseinander.

Kreise, massiere und lockere jeden einzelnen Finger, dehne ihn nach oben und nach unten und schnipse die Fingerspitzen aus.

• **Wirkung**

An den Finger- und Zehenspitzen liegen die Anfangs- bzw. Endpunkte der Energiebahnen. Durch die Massage der Finger und Zehen können wir somit alle Meridiane des Körpers stimulieren.

Die Massage von Daumen und Daumenballen (Lungenmeridian) unterstützt und vertieft die Atmung. Die Massage des kleinen Fingers (Herzmeridian) regt den Kreislauf an.

Die Hände stehen außerdem über die Reflexzonen in einer engen Beziehung zu unserem Gehirn und dem Nervensystem. Eine Massage der Hände lässt uns tief entspannen.

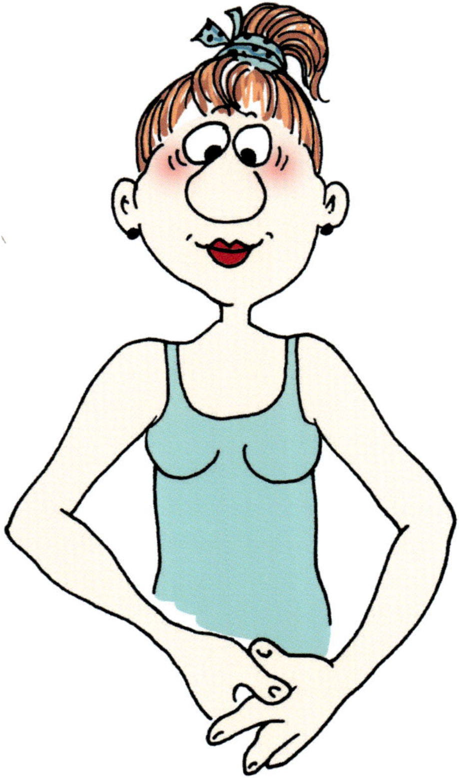

»*Der große Ausscheider*«

Massiere den Akupressurpunkt Dickdarm 4 »Der große Ausscheider« im Dreieck zwischen Daumen und Zeigefinger. Knete den Muskel langsam und intensiv durch.

Anschließend schüttele deine Hände aus.

- **Wirkung**

»Der große Ausscheider« unterstützt die Ausscheidung auf allen Ebenen. Er ist ein wichtiger Punkt für das Loslassen, fördert die Vitalität, stärkt die Abwehrenergie, gibt geistige Klarheit und beruhigt den Geist.

Dickdarm 4 ist hilfreich bei Spannungskopfschmerzen, verschnupfter Nase und verstopften Nebenhöhlen, Erkältung, Allergien, akuter Verstopfung, allgemeiner Schwäche, Gedankenflut und »mental-geistiger Verstopfung«.

Schwangere sollten diesen Punkt nicht massieren!

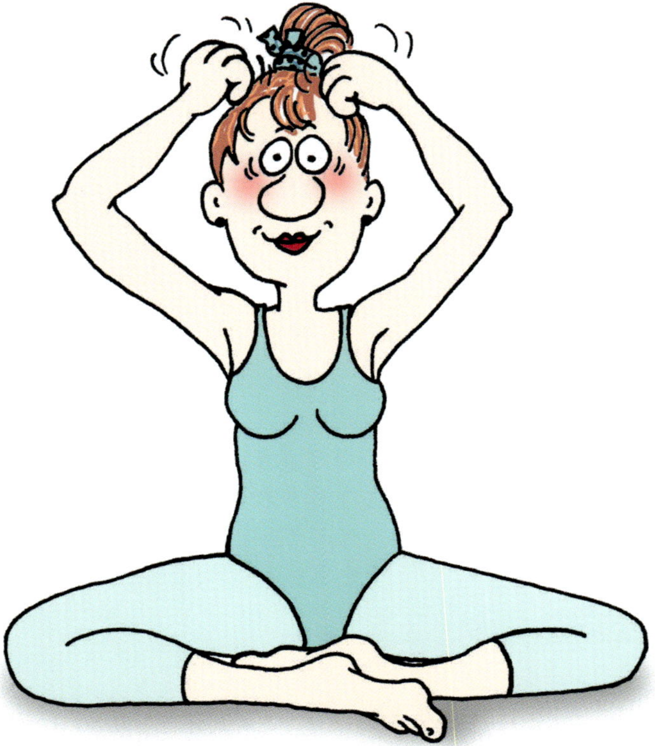

Der Kopf

Klopfe deinen Kopf mit den Fingerknöcheln oder -spitzen ab. Dann massiere die Kopfhaut wie beim Haare waschen.

• Wirkung

Der Schädel ist von einer feinen, aber kräftigen Muskelschicht umgeben, die bei Stress oft verspannt ist. Auch verschiedene Meridiane wie beispielsweise der Blasen- und der Gallenblasenmeridian verlaufen über die Schädeldecke. Blockierungen in diesen Energiebahnen können zu Kopfdruck führen.

Diese Kopfmassage löst die Anspannungen, macht wach und wirkt wie eine »Energiedusche«, die den Kopf und den ganzen Körper belebt.

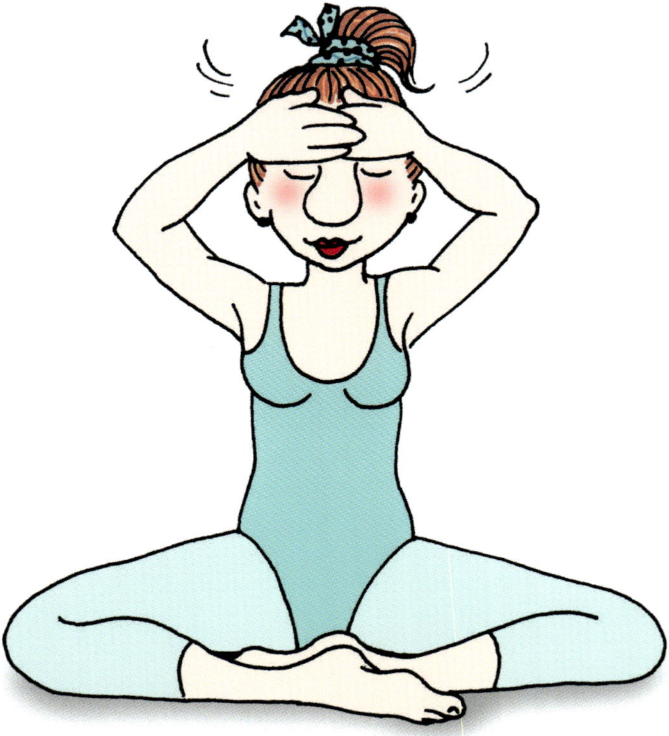

Die Stirn

Lege deine Hände flach auf die Stirn und reibe deinen Kopf kräftig daran.

Ziehe so fest du kannst die Augenbrauen nach oben und lege die Stirn in Falten. Halte die Anspannung eine Weile und dann lass los.

Streiche die Augenbrauen nach außen hin aus und stelle dir dabei vor, du würdest deine Sorgen ausstreichen.

- **Wirkung**

Durch Überanstrengung der Augen, konzentriertes Arbeiten oder durch zu viele Sorgen wird die Stirn sehr häufig angespannt, was zu Kopfschmerzen führen kann.

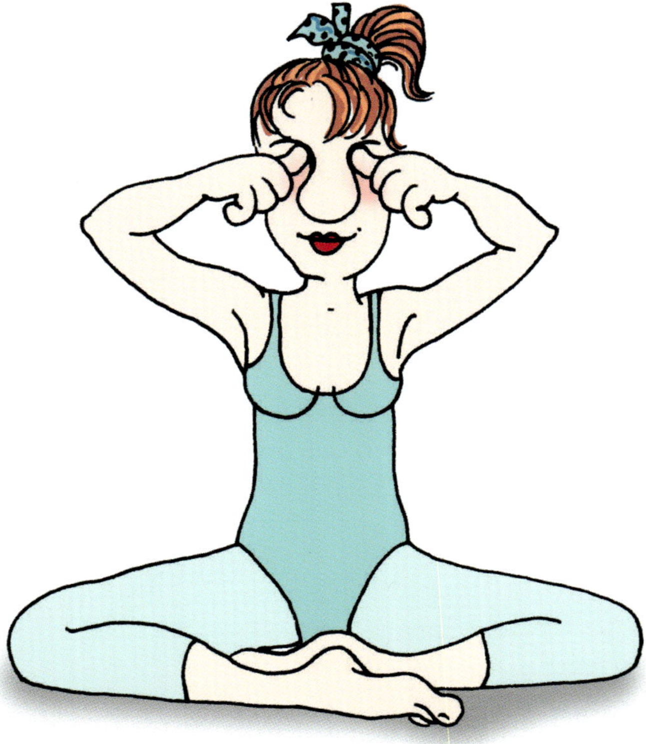

Die Augen – »Bambus sammeln«

Lasse deine Augen im Uhrzeigersinn kreisen. Öffne danach die Augen ganz weit und schließe sie für eine Weile.

Dann stütze den Kopf am inneren Ende der Augenbrauen auf deine Daumen. Hier liegt in einer Vertiefung der Augenhöhlenkante der Akupressurpunkt Blase 2 »Bambus sammeln«.

Reibe die Hände aneinander und lege die Handinnenflächen über die Augen, um die aufgeladene Energie und Wärme an sie abzugeben.

• Wirkung

Die Augen werden in unserer heutigen visuellen Zeit und durch übermäßige Bildschirmarbeit häufig zu stark beansprucht. Als Folge davon können Müdigkeit, Spannungskopfschmerzen, Nackenverspannungen oder auch Fehlsichtigkeit auftreten. Diese Übungen lösen den Druck auf den Augen und lindern nervöse Anspannung.

Der Akupressurpunkt Blase 2 entlastet die Augen und die Stirn und wirkt allgemein entspannend.

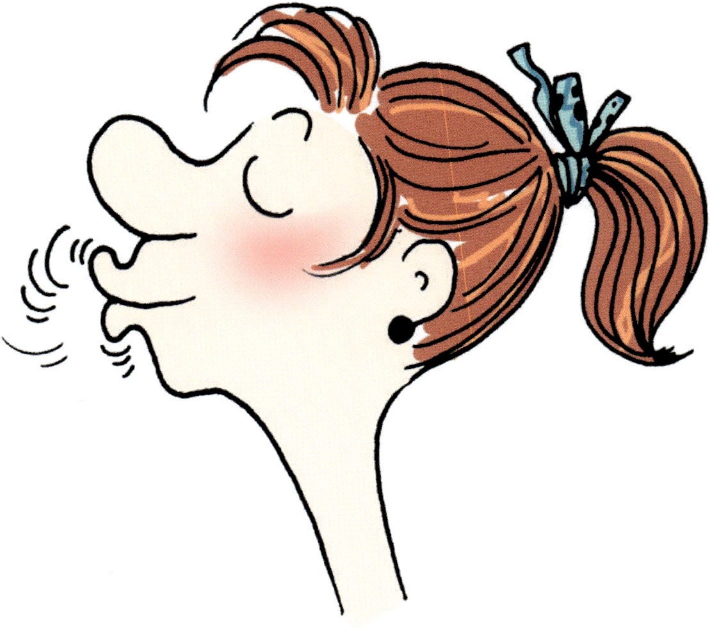

Der Mund und die Nase

Lass deine Zähne mit geschlossenem Mund 36 mal aufeinander klappen. Klopfe mit den Fingerspitzen auf den oberen und unteren Zahnwurzelbereich. Massiere das Zahnfleisch, indem du mit der Zunge um die Zähne herum fährst, als wolltest du sie putzen. Schlucke den Speichel, der dadurch produziert wird, herunter.

Blase durch die Lippen, so wie Kinder »Auto fahren«.

Reibe die Nasenspitze mit den Fingern und massiere den Akupressurpunkt Dickdarm 20 »Himmlischer Duft« neben den Nasenflügeln.

• **Wirkung**

Der Mund ist das Eingangstor zum Magen. So trägt diese Übung nicht nur zur Schönheit der Lippen bei, sondern regt auch die Magenfunktion an.

Speichel hält Zähne und Mundschleimhaut gesund, hat eine antibakterielle Wirkung und fördert die Wundheilung. Das Schlucken des Speichels stärkt die Verdauung und fördert die Entgiftung des Körpers.

Dickdarm 20 macht die Nase frei und vertieft die Atmung.

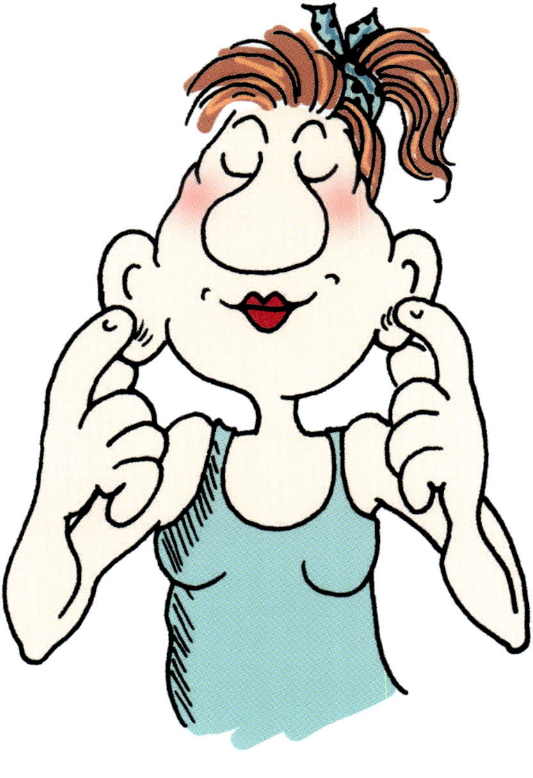

Die Ohren

Streiche beide Ohren aus und dehne sie dann an verschiedenen Stellen nach oben und außen und die Ohrläppchen nach unten. Anschließend massiere die Ohrmuscheln Punkt für Punkt zwischen Daumen und Zeigefingerspitzen. Beginne an den Ohrläppchen, den Reflexzonen des Kopfes, und wandere dann die Ohren hinauf. Folge jeder Windung – mache alles, was sich gut anfühlt.

- **Wirkung**

Alle Organe und alle Körperteile spiegeln sich im Ohr. Durch die Massage der Ohrmuscheln können wir über die Reflexzonen den ganzen Körper behandeln. Die Ohrakupressur verbessert das Allgemeinbefinden und wirkt vorbeugend und stärkend.

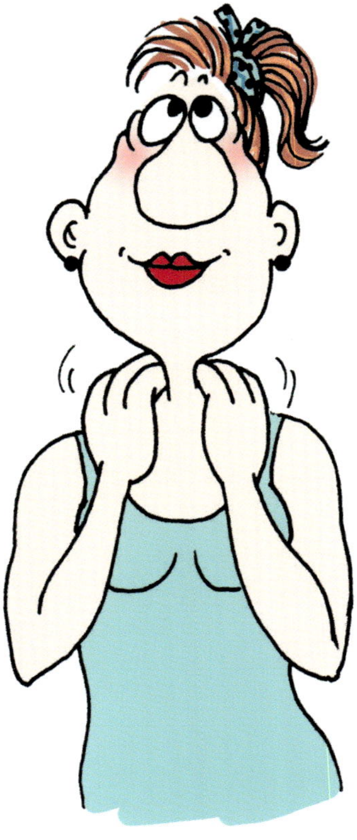

Der Nacken und die Schultern

Packe den Nacken mit der ganzen Hand und massiere ihn mit den Fingern an einer Seite der Wirbelsäule und den Handballen an der anderen. Knete den ganzen Nacken vom Schädelrand bis zu den Schultern.

Umfasse den Nacken mit beiden Händen und ziehe sie mit gutem Druck über die Schultern nach vorne, bis du mit den Fingerspitzen in den Vertiefungen oberhalb der Schlüsselbeine landest. Wiederhole diese Streichungen mehrere Male, bis alles gut erwärmt ist.

Atme tief ein und ziehe dabei die Schultern so kräftig wie möglich hoch. Halte einen Moment inne und lasse sie beim Ausatmen los. Du kannst das Loslassen mit einem Laut unterstützen.

- **Wirkung**

Nacken- und Schultermuskeln sind bei Stress schnell verspannt. Diese einfachen Übungen verschaffen sofort eine Linderung vom Spannungsschmerz.

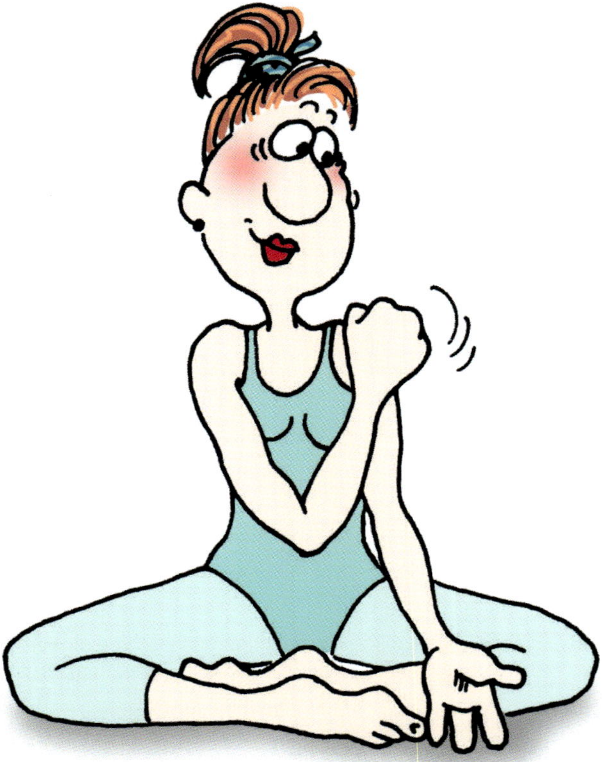

Die Arme

Klopfe mit lockerer Faust auf die gegenüberliegende Schulter und dann im Verlauf der Energiebahnen die Innenseite des Armes in Richtung Hand und die Außenseite zurück zur Schulter. Anschließend »wasche« den Arm: Streiche mit der Hand vom gegenüberliegenden Schlüsselbein aus die Innenseite des Arms über die Ellenbeuge bis zur Hand und die Außenseite wieder zurück. Nach mehrmaligem Klopfen und Ausstreichen mache das gleiche auf der anderen Seite.

Dann schüttele mit lockeren Handgelenken die Hände aus, erst langsam, dann schneller.

- **Wirkung**

Das sanfte Abklopfen und »Waschen« fördert den Energiefluss und wirkt anregend und regenerierend. Diese Übung ist ein angenehmer und erfrischender »Wachmacher«. Wenn bei einer langen Autofahrt Müdigkeit aufkommt, stell dein Auto auf dem Parkplatz ab, steige aus, atme die frische Luft ein und klopfe Arme und Beine (siehe auch Seite 33) aus.

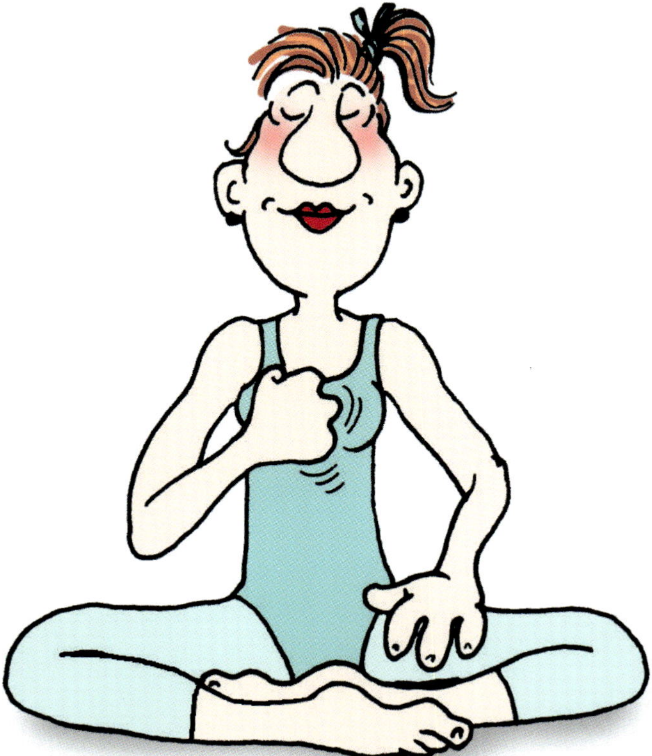

Die Thymusdrüse klopfen

Klopfe mit einer losen Faust oder mit den Fingerspitzen die obere Hälfte des Brustbeins. Du kannst dabei einen Laut machen oder brüllen wie ein Affe, der sein Selbstvertrauen demonstriert, indem er sich auf die Brust klopft.

• Wirkung

Die Thymusdrüse, die hinter dem Brustbein liegt, gehört zum lymphatischen System. Sie hat eine große Bedeutung für das Immunsystem und stärkt unsere Widerstandskraft. Das Aktivieren der Thymusdrüse schützt aber nicht nur auf der körperlichen Ebene, sondern unterstützt auch das innere Gleichgewicht und schirmt vor emotionalen Angriffen ab. Das Klopfen macht lebendig und wach und verleiht Selbstvertrauen und Mut.

Der Name der Drüse stammt von dem griechischen Wort »Thymos« für Leben oder Lebenskraft. Die Thymusdrüse schrumpft bei Krankheit oder Stress. Bei Freude, Liebe und Zuversicht dehnt sie sich aus.

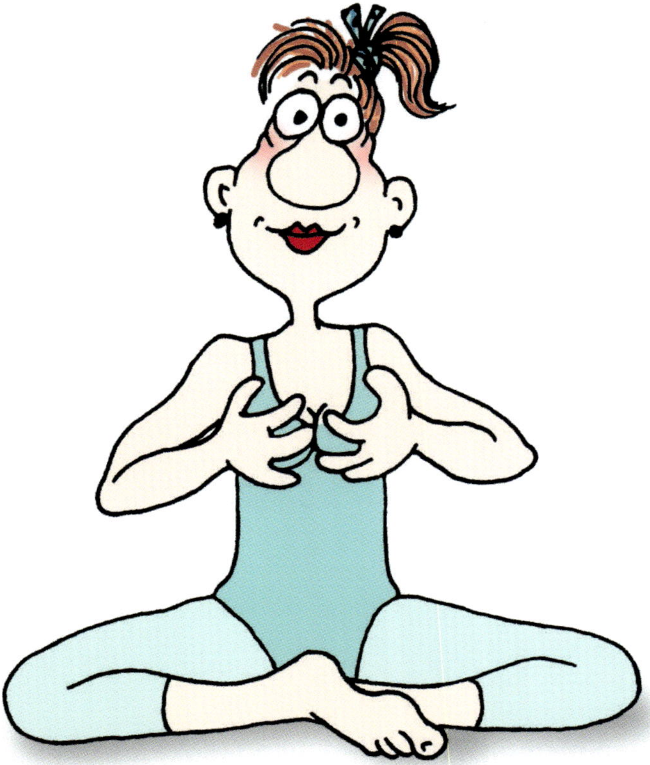

Die Brust

Lege deine Hände auf die Brust und kreise die Brust 36 mal nach außen.

• Wirkung

Dies ist eine uralte und wichtige Methode zur Gesunderhaltung der weiblichen Brust. Sie unterstützt den freien Fluss der Energie in der Brustregion und beugt so Verhärtungen und Knotenbildung im Brustgewebe vor.

Die Akupressurpunkte Perikard 1, ein Daumenbreit außerhalb der Brustspitzen, und Magen 16, etwa zwei Fingerbreit oberhalb der Brustspitzen, werden durch diese Massage stimuliert.

Perikard 1 »Himmlischer Teich« lindert Spannungen in den Brüsten und löst sanft die »Panzerung« um die Brust, die durch ein »gebrochenes Herz« entstehen kann.

Magen 16 »Fenster der Brust« macht die Gefühle des Herzens bewusst und entspannt den Brustkorb.

Nicht nur für Frauen – auch für die männliche Brust ist diese Übung belebend und wohltuend.

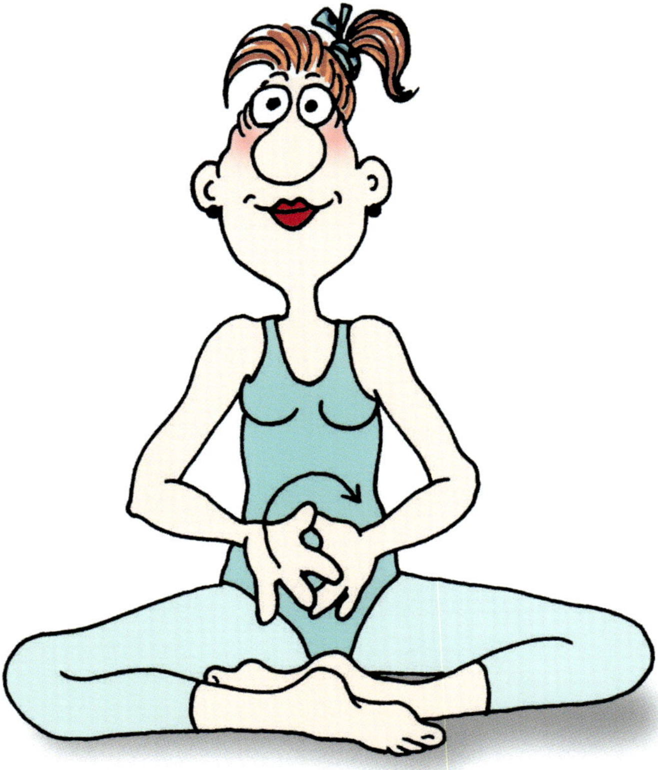

Der Bauch

Massiere deinen Bauch mit beiden Händen und sanftem Druck. Beginne an der rechten Leistenbeuge, gehe aufwärts zum Rippenbogen und weiter im Uhrzeigersinn in einem großen Kreis. Besondere Aufmerksamkeit kannst du den »Vier-Wetter-Winkeln« widmen. Sie liegen dort, wo die Darmpassage durch eine Abwinklung des Darms oft schwierig ist: 1) rechts unten über der Leistenbeuge, 2) rechts oben unter dem Rippenbogen, 3) links oben unten dem Rippenbogen, 4) links unten über der Leistenbeuge.

- **Wirkung**

Du folgst mit der Massage dem Verlauf des Dickdarms und trägst so dazu bei, dass die Verdauung im Darm angeregt wird und Schlackenstoffe besser ausgeschieden werden.

Die Bauchmassage ist hilfreich bei Darmträgheit, Blähbauch und Verstopfung und trägt zur Gesunderhaltung des Darms bei. Wenn sie regelmäßig ausgeführt wird, kann sie zu einer deutlichen Linderung der Beschwerden führen.

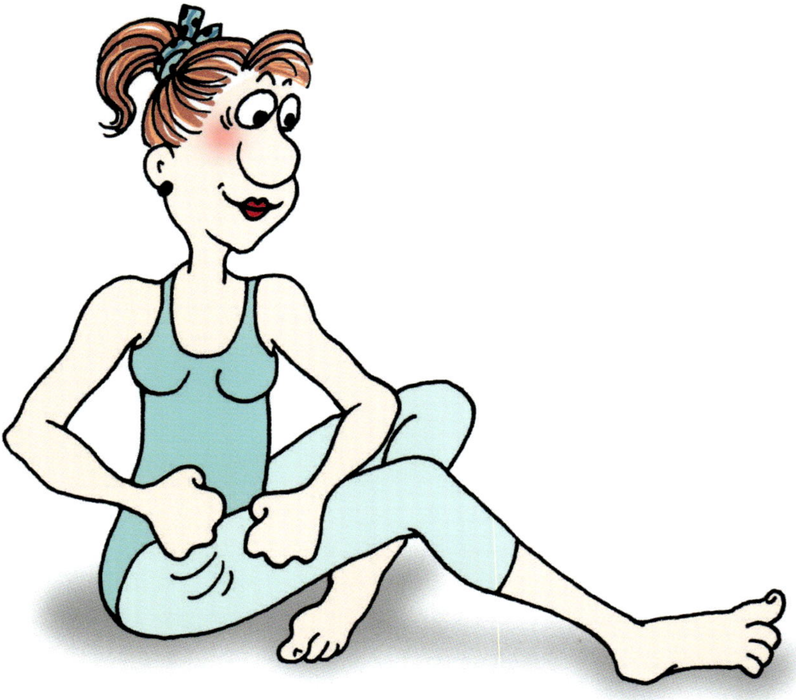

Die Beine

Stelle nun ein Bein auf und klopfe mit loser Faust die Außenseite in Richtung Fuß und die Innenseite wieder hinauf. Das entspricht dem Verlauf der Energiebahnen. Dann »wasche« das Bein: Streiche die Außenseite nach unten und die Innenseite wieder zurück.

Das Klopfen und Ausstreichen kannst du mehrmals wiederholen.

- **Wirkung**

Müde und schwere Beine werden auf diese Weise belebt.

Besonders im Bereich der Oberschenkel werden mit dieser Massage Schlackenstoffe gelöst und Cellulite gelindert bzw. vorgebeugt. Auf der Außenseite der Oberschenkel befindet sich die »Zone der ungelebten Träume«. Hier werden Frustration und Enttäuschung über ungenutzte Möglichkeiten in Form von Anspannung und als Schlackenstoffe eingelagert. Durch das Klopfen wird gestaute Energie in Bewegung gebracht.

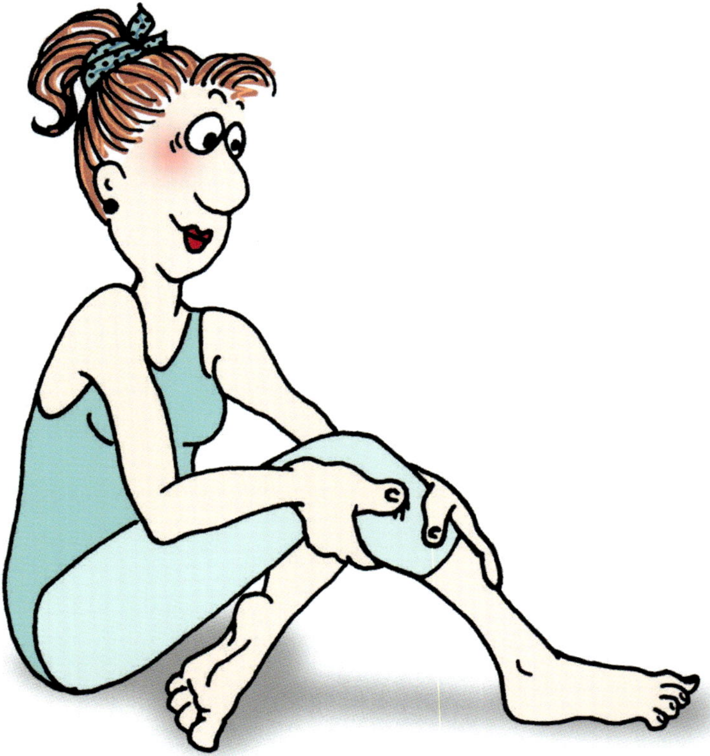

»Drei-Meilen-Bein«

Massiere den Akupressurpunkt Magen 36 »Drei-Meilen-Bein« auf der Außenseite des Unterschenkels unterhalb des Knies, ein Daumenbreit außerhalb des Scheinbeins, kurz bevor es sich zum Ende hin verdickt.

- **Wirkung**

»Drei-Meilen-Bein« ist der wichtigste Akupressurpunkt des ganzen Körpers. Er gibt Kraft, wirkt anregend, verbessert Ausdauer und Leistungsfähigkeit, entspannt, beruhigt, erdet, stabilisiert und gleicht aus.

Magen 36 unterstützt die Verdauung, stärkt die Abwehrkraft und ist hilfreich bei Verdauungsschwäche, Erschöpfung und fehlendem Boden unter den Füßen.

Ein anderer Name dieses Punktes lautet: »Göttlicher Gleichmut« – ein Hinweis auf seine ausgleichende Wirkung auf Körper, Geist und Seele.

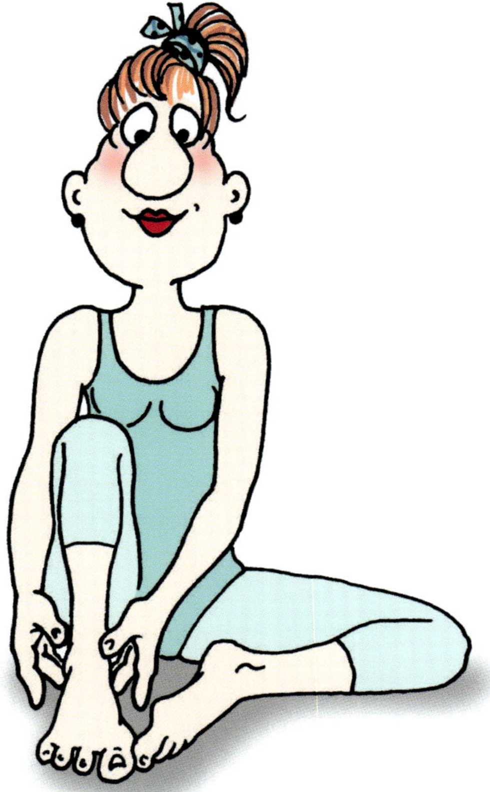

Die Fersen – »Allergrößter Bach« und »Kunlun-Gebirge«

Massiere die Ferse und halte dann gleichzeitig die Akupressurpunkte Niere 3 »Allergrößter Bach« in einer Vertiefung zwischen Innenknöchel und Achillessehne und Blase 60 »Kunlun-Gebirge« genau gegenüber zwischen Außenknöchel und Achillessehne.

• Wirkung

Niere 3 entspannt, beruhigt und wirkt zugleich energetisierend und stabilisierend. Dieser Punkt bringt Energie ins Becken und stärkt so das Fortpflanzungssystem. Niere 3 ist hilfreich bei allgemeiner Schwäche, Kraftlosigkeit und Schlafstörungen.

Blase 60 kräftigt und entspannt den Rücken und ist hilfreich bei Kopf-, Nacken- und Rückenschmerzen.

Schwangere sollten diese beiden Punkte nicht massieren!

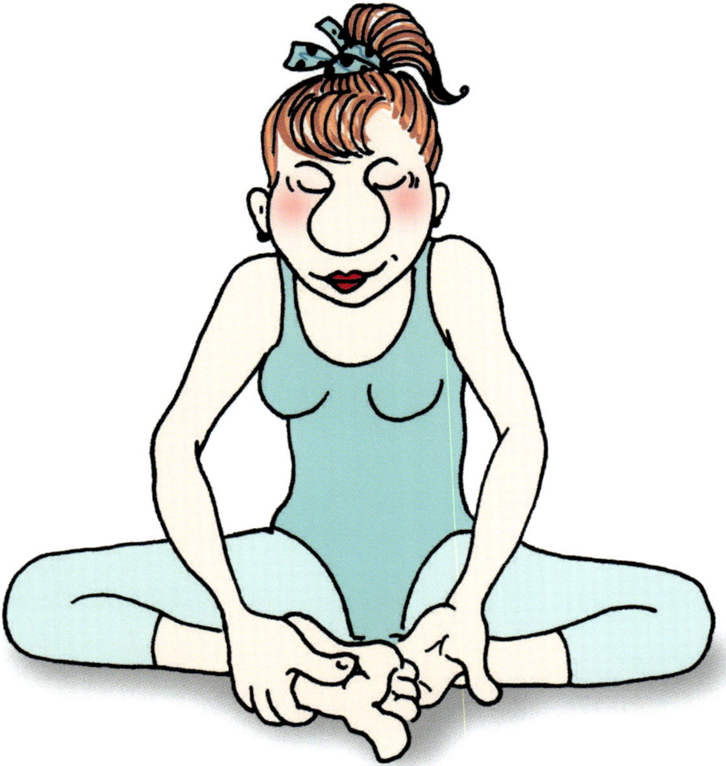

Die Füße – »Sprudelnde Quelle«

Gehe mit dem Daumen in vier gedachten Linien die gesamte Fußsohle entlang. Halte den Akupressurpunkt Niere 1 »Sprudelnde Quelle« in der Mitte der Fußsohle am unteren Rand des Zehenballens.

Kreise und massiere jeden Zeh.

- **Wirkung**

Alle Organe und Körperzonen »spiegeln« sich in den Füßen. Eine Massage dieser Reflexzonen wirkt gleichzeitig entspannend und kräftigend auf den ganzen Körper. Genauso wie bei den Fingern werden durch die Massage der Zehen die Anfangs- bzw. Endpunkte der Meridiane stimuliert.

Niere 1 ist eine Quelle der Energie. Der Punkt wirkt erfrischend und zugleich tief entspannend. Er stellt den Kontakt zur Erde her und bringt Lebenskraft durch die Füße in den Körper. Niere 1 stimuliert die Nieren und beruhigt den Geist.

Auch der Kopf profitiert von der Behandlung der Füße – die Gedanken kommen zur Ruhe.

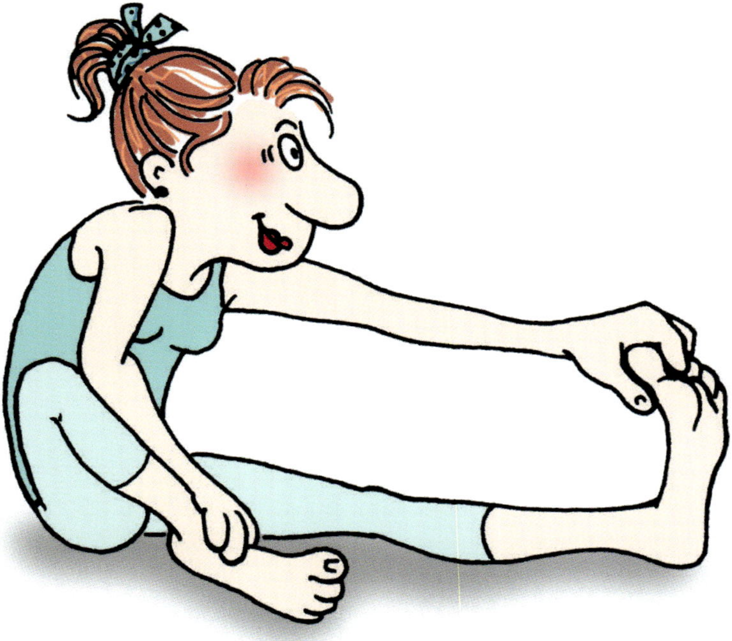

Das Bein wiegen und ausstrecken

Nimm das Bein wie ein Baby in deinen Arm und wiege es hin und her. Halte anschließend den Fuß mit beiden Händen oberhalb des Knöchels, so dass er locker herunterhängt. Schüttele ihn nun aus wie einen Staubwedel.

Halte den großen Zeh fest und während du dich nach vorne beugst, lege das Bein lang ausgestreckt auf dem Boden ab.

Wiederhole die Beinübungen auf der anderen Seite, beginnend mit dem Abklopfen.

- **Wirkung**

Das Wiegen des Beins fördert den Energiefluss im Hüftgelenk, das Ausschütteln lockert das Fußgelenk. Das ausgestreckte Bein dehnt auf wohltuende Weise den Blasenmeridian, der entlang der Rückseite des Beins verläuft und Entspannung und Regeneration fördert.

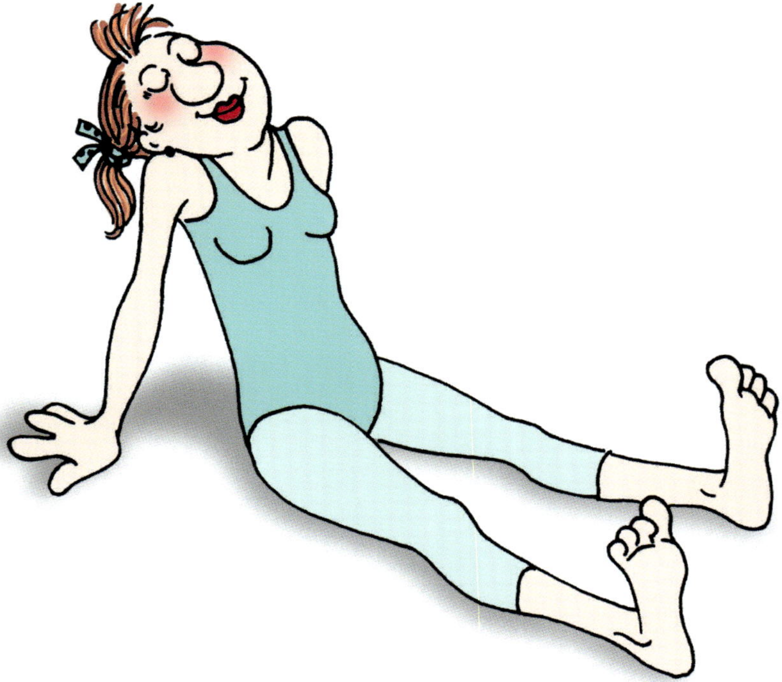

Genieße die Entspannung

Strecke beide Beine aus und lehne dich zurück. Du kannst durch ein befreiendes Seufzen deine innere Ausgeglichenheit vertiefen. Seufze durch alle Tonlagen, von oben nach unten. Genieße deine körperliche Entspannung und deine innere Gelöstheit.

Trinke anschließend ein Glas warmes Wasser oder einen Kräutertee zur Ausleitung der gelösten Schlackenstoffe.

Nirgun W. Loh und Sakina K. Sievers

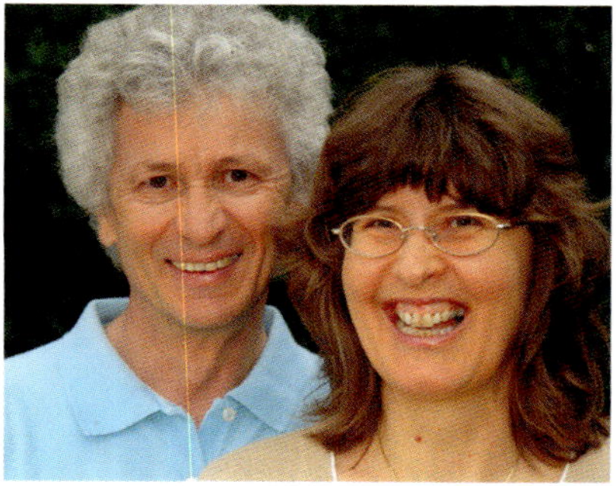

Die Bücher und Schaubilder der Autoren zu den Themen der taoistischen Fünf Elemente, Shiatsu, Akupressur und Do-In werden als Standardwerke in vielen körpertherapeutischen Fachausbildungen empfohlen. Leicht verständlich und anschaulich geschrieben, erfreuen sich ihre Bücher darüber hinaus immer größerer Beliebtheit bei interessierten Laien.

Gemeinsam leiten Sakina und Nirgun das ShenDo Institut und unterrichten Shiatsu und Akupressur. In ihrem wunderschönen Seminarhaus in Stellshagen nahe der Ostsee bieten sie Kurse für Gesundheit und Lebensfreude sowie Meditationsretreats an.

Nirgun W. Loh arbeitet seit vielen Jahren als Heilpraktiker im TAO Gesundheitszentrum im Gutshaus Stellshagen mit Schwerpunkt Shiatsu und Chinesische Medizin.

ShenDo Shiatsu Ausbildungen bundesweit

im Norden und Osten	www.shendo-shiatsu-institut.de
im Westen	www.shendo-shiatsu-west.de
im Süden	www.shendo-shiatsu-schule.de

Seminare für Gesundheit, Lebensfreude und Meditation

www.shendo-verlag-institut.de

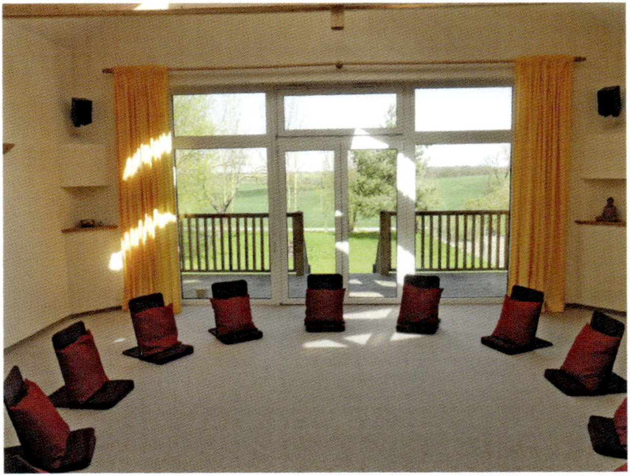